THIS BOOK
BELONGS TO

_____

Date: _____

Time	Food	Category	Notes

Water ☐ ☐ ☐ ☐ ☐ ☐ ☐ ☐ ☐ ☐ ☐

Date: _____

Time	Food	Category	Notes
Water	☐ ☐ ☐ ☐ ☐ ☐ ☐ ☐ ☐ ☐ ☐		

Date: _____

Time	Food	Category	Notes

Water	☐ ☐ ☐ ☐ ☐ ☐ ☐ ☐ ☐ ☐ ☐

Date: _____

Time	Food	Category	Notes
Water	☐ ☐ ☐ ☐ ☐ ☐ ☐ ☐ ☐ ☐ ☐		

Date: _____

Time	Food	Category	Notes
Water	☐ ☐ ☐ ☐ ☐ ☐ ☐ ☐ ☐ ☐ ☐		

Date: _____

Time	Food	Category	Notes
Water	☐ ☐ ☐ ☐ ☐ ☐ ☐ ☐ ☐ ☐ ☐		

Date: _____

Time	Food	Category	Notes
Water	☐ ☐ ☐ ☐ ☐ ☐ ☐ ☐ ☐ ☐ ☐		

Date: _____

Time	Food	Category	Notes
Water	☐ ☐ ☐ ☐ ☐ ☐ ☐ ☐ ☐ ☐ ☐		

Date: _____

Time	Food	Category	Notes
Water	☐ ☐ ☐ ☐ ☐ ☐ ☐ ☐ ☐ ☐ ☐		

Date: _____

Time	Food	Category	Notes
Water	☐ ☐ ☐ ☐ ☐ ☐ ☐ ☐ ☐ ☐ ☐		

Date: _____

Time	Food	Category	Notes

Water	☐ ☐ ☐ ☐ ☐ ☐ ☐ ☐ ☐ ☐ ☐

Date: _____

Time	Food	Category	Notes
Water	☐ ☐ ☐ ☐ ☐ ☐ ☐ ☐ ☐ ☐ ☐		

Date: _____

Time	Food	Category	Notes
Water	☐ ☐ ☐ ☐ ☐ ☐ ☐ ☐ ☐ ☐ ☐		

Date: _____

Time	Food	Category	Notes
Water	☐ ☐ ☐ ☐ ☐ ☐ ☐ ☐ ☐ ☐ ☐		

Date: _____

Time	Food	Category	Notes
Water	☐ ☐ ☐ ☐ ☐ ☐ ☐ ☐ ☐ ☐		

Date: _____

Time	Food	Category	Notes
Water	☐ ☐ ☐ ☐ ☐ ☐ ☐ ☐ ☐ ☐ ☐		

Date: _____

Time	Food	Category	Notes

Water ☐ ☐ ☐ ☐ ☐ ☐ ☐ ☐ ☐ ☐ ☐

Date: _____

Time	Food	Category	Notes
Water	☐ ☐ ☐ ☐ ☐ ☐ ☐ ☐ ☐ ☐ ☐		

Date: _____

Time	Food	Category	Notes

Water ☐ ☐ ☐ ☐ ☐ ☐ ☐ ☐ ☐ ☐ ☐

Date: _____

Time	Food	Category	Notes
Water	☐ ☐ ☐ ☐ ☐ ☐ ☐ ☐ ☐ ☐ ☐		

Date: _____

Time	Food	Category	Notes
Water	☐ ☐ ☐ ☐ ☐ ☐ ☐ ☐ ☐ ☐		

Date: _____

Time	Food	Category	Notes

Water	☐ ☐ ☐ ☐ ☐ ☐ ☐ ☐ ☐ ☐ ☐

Date: _____

Time	Food	Category	Notes

Water ☐ ☐ ☐ ☐ ☐ ☐ ☐ ☐ ☐ ☐ ☐

Date: _____

Time	Food	Category	Notes
Water	☐ ☐ ☐ ☐ ☐ ☐ ☐ ☐ ☐ ☐ ☐		

Date: _____

Time	Food	Category	Notes
Water	☐ ☐ ☐ ☐ ☐ ☐ ☐ ☐ ☐ ☐ ☐		

Date: _____

Time	Food	Category	Notes

Water ☐ ☐ ☐ ☐ ☐ ☐ ☐ ☐ ☐ ☐ ☐

Date: _____

Time	Food	Category	Notes
Water	☐ ☐ ☐ ☐ ☐ ☐ ☐ ☐ ☐ ☐ ☐		

Date: _____

Time	Food	Category	Notes
Water	☐ ☐ ☐ ☐ ☐ ☐ ☐ ☐ ☐ ☐ ☐		

Date: _____

Time	Food	Category	Notes
Water	☐ ☐ ☐ ☐ ☐ ☐ ☐ ☐ ☐ ☐ ☐		

Date: _____

Time	Food	Category	Notes
Water	☐ ☐ ☐ ☐ ☐ ☐ ☐ ☐ ☐ ☐ ☐		

Date: _____

Time	Food	Category	Notes

| Water | ☐ ☐ ☐ ☐ ☐ ☐ ☐ ☐ ☐ ☐ ☐ |

Date: _____

Time	Food	Category	Notes
Water	☐ ☐ ☐ ☐ ☐ ☐ ☐ ☐ ☐ ☐ ☐		

Date: _____

Time	Food	Category	Notes
Water	☐ ☐ ☐ ☐ ☐ ☐ ☐ ☐ ☐ ☐ ☐		

Date: _____

Time	Food	Category	Notes
Water	☐ ☐ ☐ ☐ ☐ ☐ ☐ ☐ ☐ ☐ ☐		

Date: _____

Time	Food	Category	Notes

Water ☐ ☐ ☐ ☐ ☐ ☐ ☐ ☐ ☐ ☐ ☐

Date: _____

Time	Food	Category	Notes

Water	☐ ☐ ☐ ☐ ☐ ☐ ☐ ☐ ☐ ☐ ☐

Date: _____

Time	Food	Category	Notes

Water	☐ ☐ ☐ ☐ ☐ ☐ ☐ ☐ ☐ ☐ ☐

Date: _____

Time	Food	Category	Notes

Water ☐ ☐ ☐ ☐ ☐ ☐ ☐ ☐ ☐ ☐ ☐

Date: _____

Time	Food	Category	Notes
Water	☐ ☐ ☐ ☐ ☐ ☐ ☐ ☐ ☐ ☐ ☐		

Date: _____

Time	Food	Category	Notes

| Water | ☐ ☐ ☐ ☐ ☐ ☐ ☐ ☐ ☐ ☐ ☐ |

Date: _____

Time	Food	Category	Notes

Water ☐ ☐ ☐ ☐ ☐ ☐ ☐ ☐ ☐ ☐ ☐

Date: _____

Time	Food	Category	Notes
Water	☐ ☐ ☐ ☐ ☐ ☐ ☐ ☐ ☐ ☐ ☐		

Date: _____

Time	Food	Category	Notes
Water	☐ ☐ ☐ ☐ ☐ ☐ ☐ ☐ ☐ ☐ ☐		

Date: _____

Time	Food	Category	Notes
Water	☐ ☐ ☐ ☐ ☐ ☐ ☐ ☐ ☐ ☐ ☐		

Date: _____

Time	Food	Category	Notes
Water	☐ ☐ ☐ ☐ ☐ ☐ ☐ ☐ ☐ ☐ ☐		

Date: _____

Time	Food	Category	Notes
Water	☐ ☐ ☐ ☐ ☐ ☐ ☐ ☐ ☐ ☐ ☐		

Date: _____

Time	Food	Category	Notes
Water	☐ ☐ ☐ ☐ ☐ ☐ ☐ ☐ ☐ ☐ ☐		

Date: _____

Time	Food	Category	Notes
Water	☐ ☐ ☐ ☐ ☐ ☐ ☐ ☐ ☐ ☐ ☐		

Date: _____

Time	Food	Category	Notes
Water	☐ ☐ ☐ ☐ ☐ ☐ ☐ ☐ ☐ ☐ ☐		

Date: _____

Time	Food	Category	Notes
Water	☐ ☐ ☐ ☐ ☐ ☐ ☐ ☐ ☐ ☐ ☐		

Date: _____

Time	Food	Category	Notes

Water ☐ ☐ ☐ ☐ ☐ ☐ ☐ ☐ ☐ ☐

Date: _____

Time	Food	Category	Notes
Water	☐ ☐ ☐ ☐ ☐ ☐ ☐ ☐ ☐ ☐ ☐		

Date: _____

Time	Food	Category	Notes

Water ☐ ☐ ☐ ☐ ☐ ☐ ☐ ☐ ☐ ☐ ☐

Date: _____

Time	Food	Category	Notes
Water	☐ ☐ ☐ ☐ ☐ ☐ ☐ ☐ ☐ ☐ ☐		

Date: _____

Time	Food	Category	Notes
Water	☐ ☐ ☐ ☐ ☐ ☐ ☐ ☐ ☐ ☐ ☐		

Date: _____

Time	Food	Category	Notes
Water	☐ ☐ ☐ ☐ ☐ ☐ ☐ ☐ ☐ ☐ ☐		

Date: _____

Time	Food	Category	Notes
Water	☐ ☐ ☐ ☐ ☐ ☐ ☐ ☐ ☐ ☐		

Date: _____

Time	Food	Category	Notes
Water	☐ ☐ ☐ ☐ ☐ ☐ ☐ ☐ ☐ ☐ ☐		

Date: _____

Time	Food	Category	Notes

| Water | ☐ ☐ ☐ ☐ ☐ ☐ ☐ ☐ ☐ ☐ |

Date: _____

Time	Food	Category	Notes
Water	☐ ☐ ☐ ☐ ☐ ☐ ☐ ☐ ☐ ☐ ☐		

Date: _____

Time	Food	Category	Notes
Water	☐ ☐ ☐ ☐ ☐ ☐ ☐ ☐ ☐ ☐ ☐		

Date: _____

Time	Food	Category	Notes
Water	☐ ☐ ☐ ☐ ☐ ☐ ☐ ☐ ☐ ☐ ☐		

Date: _____

Time	Food	Category	Notes
Water	☐ ☐ ☐ ☐ ☐ ☐ ☐ ☐ ☐ ☐ ☐		

Date: _____

Time	Food	Category	Notes
Water	☐ ☐ ☐ ☐ ☐ ☐ ☐ ☐ ☐ ☐ ☐		

Date: _____

Time	Food	Category	Notes

Water	☐ ☐ ☐ ☐ ☐ ☐ ☐ ☐ ☐ ☐ ☐

Date: _____

Time	Food	Category	Notes
Water	☐ ☐ ☐ ☐ ☐ ☐ ☐ ☐ ☐ ☐ ☐		

Date: _____

Time	Food	Category	Notes
Water	☐ ☐ ☐ ☐ ☐ ☐ ☐ ☐ ☐ ☐ ☐		

Date: _____

Time	Food	Category	Notes

Water ☐ ☐ ☐ ☐ ☐ ☐ ☐ ☐ ☐ ☐ ☐

Date: _____

Time	Food	Category	Notes
Water	☐ ☐ ☐ ☐ ☐ ☐ ☐ ☐ ☐ ☐ ☐		

Date: _____

Time	Food	Category	Notes

Water ☐ ☐ ☐ ☐ ☐ ☐ ☐ ☐ ☐ ☐ ☐

Date: _____

Time	Food	Category	Notes

Water ☐ ☐ ☐ ☐ ☐ ☐ ☐ ☐ ☐ ☐ ☐

Date: _____

Time	Food	Category	Notes
Water	☐ ☐ ☐ ☐ ☐ ☐ ☐ ☐ ☐ ☐ ☐		

Date: _____

Time	Food	Category	Notes
Water	☐ ☐ ☐ ☐ ☐ ☐ ☐ ☐ ☐ ☐ ☐		

Date: _____

Time	Food	Category	Notes
Water	☐ ☐ ☐ ☐ ☐ ☐ ☐ ☐ ☐ ☐ ☐		

Date: _____

Time	Food	Category	Notes
Water	☐ ☐ ☐ ☐ ☐ ☐ ☐ ☐ ☐ ☐ ☐		

Date: _____

Time	Food	Category	Notes
Water	☐ ☐ ☐ ☐ ☐ ☐ ☐ ☐ ☐ ☐ ☐		

Date: _____

Time	Food	Category	Notes

Water ☐ ☐ ☐ ☐ ☐ ☐ ☐ ☐ ☐ ☐ ☐

Date: _____

Time	Food	Category	Notes
Water	☐ ☐ ☐ ☐ ☐ ☐ ☐ ☐ ☐ ☐ ☐		

Date: _____

Time	Food	Category	Notes

Water ☐ ☐ ☐ ☐ ☐ ☐ ☐ ☐ ☐ ☐ ☐

Date: _____

Time	Food	Category	Notes
Water	☐ ☐ ☐ ☐ ☐ ☐ ☐ ☐ ☐ ☐ ☐		

Date: _____

Time	Food	Category	Notes
Water	☐ ☐ ☐ ☐ ☐ ☐ ☐ ☐ ☐ ☐ ☐		

Date: _____

Time	Food	Category	Notes
Water	☐ ☐ ☐ ☐ ☐ ☐ ☐ ☐ ☐ ☐ ☐		

Date: _____

Time	Food	Category	Notes

Water ☐ ☐ ☐ ☐ ☐ ☐ ☐ ☐ ☐ ☐ ☐

Date: _____

Time	Food	Category	Notes

Water ☐ ☐ ☐ ☐ ☐ ☐ ☐ ☐ ☐ ☐ ☐

Date: _____

Time	Food	Category	Notes

| Water | ☐ ☐ ☐ ☐ ☐ ☐ ☐ ☐ ☐ ☐ ☐ |

Date: _____

Time	Food	Category	Notes
Water	☐ ☐ ☐ ☐ ☐ ☐ ☐ ☐ ☐ ☐ ☐		

Date: _____

Time	Food	Category	Notes

| Water | ☐ ☐ ☐ ☐ ☐ ☐ ☐ ☐ ☐ ☐ ☐ |

Date: _____

Time	Food	Category	Notes
Water	☐ ☐ ☐ ☐ ☐ ☐ ☐ ☐ ☐ ☐ ☐		

Date: _____

Time	Food	Category	Notes
Water	☐ ☐ ☐ ☐ ☐ ☐ ☐ ☐ ☐ ☐ ☐		

Date: _____

Time	Food	Category	Notes
Water	☐ ☐ ☐ ☐ ☐ ☐ ☐ ☐ ☐ ☐ ☐		

Date: _____

Time	Food	Category	Notes
Water	☐ ☐ ☐ ☐ ☐ ☐ ☐ ☐ ☐ ☐ ☐		

Date: _____

Time	Food	Category	Notes
Water	☐ ☐ ☐ ☐ ☐ ☐ ☐ ☐ ☐ ☐ ☐		

Date: _____

Time	Food	Category	Notes

Water ☐ ☐ ☐ ☐ ☐ ☐ ☐ ☐ ☐ ☐ ☐

Date: _____

Time	Food	Category	Notes
Water	☐ ☐ ☐ ☐ ☐ ☐ ☐ ☐ ☐ ☐ ☐		

Date: _____

Time	Food	Category	Notes
Water	☐ ☐ ☐ ☐ ☐ ☐ ☐ ☐ ☐ ☐ ☐		

Date: _____

Time	Food	Category	Notes
Water	☐ ☐ ☐ ☐ ☐ ☐ ☐ ☐ ☐ ☐ ☐		

Date: _____

Time	Food	Category	Notes
Water	☐ ☐ ☐ ☐ ☐ ☐ ☐ ☐ ☐ ☐ ☐		

Date: _____

Time	Food	Category	Notes
Water	☐ ☐ ☐ ☐ ☐ ☐ ☐ ☐ ☐ ☐ ☐		

Date: _____

Time	Food	Category	Notes
Water	☐ ☐ ☐ ☐ ☐ ☐ ☐ ☐ ☐ ☐ ☐		

Date: _____

Time	Food	Category	Notes
Water	☐ ☐ ☐ ☐ ☐ ☐ ☐ ☐ ☐ ☐ ☐		

Date: _____

Time	Food	Category	Notes

| Water | ☐ ☐ ☐ ☐ ☐ ☐ ☐ ☐ ☐ ☐ ☐ |

Date: _____

Time	Food	Category	Notes
Water	☐ ☐ ☐ ☐ ☐ ☐ ☐ ☐ ☐ ☐ ☐		

Date: _____

Time	Food	Category	Notes
Water	☐ ☐ ☐ ☐ ☐ ☐ ☐ ☐ ☐ ☐ ☐		

Date: _____

Time	Food	Category	Notes
Water	☐ ☐ ☐ ☐ ☐ ☐ ☐ ☐ ☐ ☐ ☐		

Date: _____

Time	Food	Category	Notes
Water	☐ ☐ ☐ ☐ ☐ ☐ ☐ ☐ ☐ ☐ ☐		

Date: _____

Time	Food	Category	Notes

Water ☐ ☐ ☐ ☐ ☐ ☐ ☐ ☐ ☐ ☐ ☐

Date: _____

Time	Food	Category	Notes
Water	☐ ☐ ☐ ☐ ☐ ☐ ☐ ☐ ☐ ☐ ☐		

Date: _____

Time	Food	Category	Notes
Water	☐ ☐ ☐ ☐ ☐ ☐ ☐ ☐ ☐ ☐ ☐		

Date: _____

Time	Food	Category	Notes
Water	☐ ☐ ☐ ☐ ☐ ☐ ☐ ☐ ☐ ☐ ☐		

www.ingramcontent.com/pod-product-compliance
Lightning Source LLC
Chambersburg PA
CBHW060417290526
45791CB00002B/783